Franziska Lausk

Abnehmen tut weh! - oder dauerhaft Gewicht verlieren

Sie sind keine Maschine

Ihr Körper wird Ihnen vertrauter

Abnehmen als Selbstfindungs-Prozess

Dies ist ein Erfahrungsbericht von fremden und vor allem eigenen Erfahrungen, mit dem nicht die nächste Wunderdiät beschrieben wird. Denn die gibt es nicht! Abnehmen ist keine leichte Sache, genauso wie es nicht einfach ist, mit dem Zigaretten-Rauchen aufzuhören. Wer viele Jahre geraucht hat, kann in der Regel auch nicht ohne Weiteres von heute auf morgen von der Zigarette lassen. Der Körper hat sich an den Rauch (manche sagen: Gift) gewöhnt, und daher will der Körper seine Gewohnheiten nicht aufgeben. Wer es dennoch schafft, von heute auf morgen mit dem Rauchen aufzuhören, wird das Probleme haben, dass er Phasen erlebt, in denen er unbedingt wieder EINE rauchen möchte – bei einem geselligen Beisammensein, alleine abends auf dem Balkon oder im Garten, nach Sex - das sind dann meist die Zigaretten, die emotionale Situationen im Leben hervorrufen und die auf den Geschmack der Zigarette übertragen werden und letztlich die Zigarette für das steht, was eigentlich ohne Zigarette genauso gut funktionieren würde. Aber man hat sich eben an die Zigarette gewöhnt. Diese Phasen sind gefährlich, denn sie führen meist zu Rückfällen. Und es dauert keine Woche und man raucht wieder wie zuvor.

Mit dem Rauchen verbindet man eben Glücksgefühle, Erwachsen werden, dazu zugehören, manchmal vielleicht nur Überbrücken von Langeweile. Es gibt viele Gründe für das Rauchen, auch die Gewohnheit, weil viele mit sechszehn Jahren angefangen haben zu rauchen und es beibehalten haben. Früher war Rauchen auch „in", besonders im Film und Fernsehen. Heute ist der „Blaue Dunst" im Rückmarsch.

Was beim Rauchen eigentlich einfach ist, wenn man die Kraft und Disziplin aufbringt: Sie können von heute auf morgen das Rauchen an den Nagel hängen. Beim Abnehmen geht das nicht! Es ist für uns nicht möglich, über Nacht zehn oder 20 oder 30 Kilo abzunehmen. Denn wir haben uns das Gewicht ja auch langsam auf die

Rippen gegessen. Immer ein bisschen. Jeden Monat ein

Kilo oder zwei Kilo, und schon wiegt man am Ende des

Jahres 12 oder 24 Kilo mehr. Der Bodymaßindex schnellt

in Richtung 40, obwohl er nicht über 25 steigen sollte.

Allerdings ist der Bodymaßindex keine Bibel; je nach

Körperbau darf man schon mal einen Wert über 25

haben, insbesondere auch im Alter. Vladimir Klitschko

dürfte einen um die 27 haben, weil er eben viele

schwere Muskeln hat – Fett und Muskeln machen vor

allem das Körpergewicht aus! Es gibt Menschen, die,

wenn Sie einen Bodymaßindex unter 25 hätten,

wahrscheinlich sehr krank aussehen würden (und es

wahrscheinlich dann auch sind) oder sich dem Verdacht

aussetzten, an Magersucht zu leiden. Heute sind die

Ärzte etwas toleranter, was leichtes Übergewicht

anbelangt, weil es sogar gesünder sein kann – aber eben nur ein wenig Übergewicht. Auch der Bodymaßindex hat heute eher eine Bandbreite bis etwa 27.

Wir Menschen sind Individuen, und jeder Mensch ist anders als der andere, und daher sind Diäten, die für ALLE wirken sollen, in der Regel wirkungslos, meistens jedenfalls – es kann ja auch kein generelles Horoskop für alle Widder oder alle Skorpione geben (wenn man an Horoskope überhaupt glaubt), denn es kann nur ein individuelles Horoskop geben. Das heißt nun nicht, dass die eine oder andere Diät vielleicht doch hilft, gerade weil jeder unterschiedlich auf Diäten reagiert und vielleicht eine Diät gefunden hat, die bei ihm anschlägt. Meine Erfahrungen sind aber, dass Diäten es den

Menschen in der Regel schwerer machen als leichter, vor allem wenn man mit 800 Kilokalorien auskommen soll und dann noch Sport betreiben muss. Solche Gewaltdiäten, davon bin ich überzeugt, helfen so gut wie überhaupt nicht. Denn häufig schlägt der Jo-Jo-Effekt (darüber später etwas mehr) nach einiger Zeit um so radikaler wieder zu!

Die folgenden Ratschläge mögen schon in dem einen oder anderen Buch in anderem Zusammenhang stehen. Dennoch glaube ich, dass meine Erfahrungen eine Möglichkeit bieten, abzunehmen, allerdings nicht ohne Arbeit.

Denn Abnehmen ist NIE ohne Arbeit und Verzicht möglich. Sie müssen sich leider etwas quälen beim Abnehmen. Darüber sollte sich jeder im Klaren sein, der Gewicht verlieren möchte!

Und es kann dauern. Wer zehn Kilo zum Beispiel in vier Wochen verspricht, der lügt; denn so eine Gewichtsabnehme ist nicht möglich, dauerhaft schon gar nicht, es sei denn mit Gewalt und der Schädigung der eigenen Gesundheit. Ein Kilo pro Woche ist eine mögliche Variante, die aber nur wenige erdulden dürften. Es gibt zwar Menschen, die 1,5 Kilo pro Woche geschafft haben. Da sollte man aber vorsichtig sein. Die meisten werden aber so um ein Kilo - oder zwei - pro Monat schaffen - DAUERHAFT. Es kann aber auch sein, wenn Sie im Abnehme-Prozess ist, dass es Ihnen gelingt, schneller abzunehmen. Das kommt auf die persönliche Einstellung an, der Arbeit an sich selbst (dazu gleich mehr).

Aus eigener Erfahrung möchte ich **den zentralen Punkt** von vornherein festhalten.

Abnehmen tut weh, ist unangenehm, erfordert Verzicht und Disziplin!

Vielleicht tut es nicht wirklich weh im Sinne von Schmerzen, aber es ist auf jeden Fall unangenehm, weil Sie ihrem Körper seine lieb gewonnen Riten nicht mehr durchgehen lassen wollen. Wer mir also erzählen will, dass Abnehmen, Gewicht verlieren in angenehmer Weise möglich ist, der lügt schlicht und einfach. Vielleicht war es für Karl Lagerfeld einfacher – der Modezar –, da er sich einen eigenen Koch leisten konnte, um mit seiner 3D-Diät abzunehmen. Allerdings besteht diese Diät auch in Verzicht und Disziplin – also selbst Lagerfeld musste „leiden" (so um ein Jahr), um wieder die Konfektionsgröße tragen zu können, die er sich damals wünschte.

Die meisten Menschen haben aber nun keinen eigenen Koch und können sich keine schwierigen und vor allem aufwendige Diäten leisten, die oft teuer sind im Hinblick auf die Besorgung der Nahrungsmittel oder Nahrungsergänzungsmittel, die man sich dann leisten muss. Auch erfordert das Kochen viel Zeit, die nicht jeder hat. Daher muss es oft ganz normal gehen mit dem Abnehmen.

Bevor es jedoch zum eigentlichen Abnehmen geht, sollten Sie sich zuerst diese wichtige Frage stellen:

<u>Wollen Sie überhaupt abnehmen?</u>

Wesentlich schreibe ich für Menschen, die so 20, 30 oder vielleicht 40 Kilo Übergewicht haben. Ich bin mir nämlich nicht sicher, ob noch höheres Übergewicht nicht doch Unterstützung benötigt, zumindest in der Regel. Dann ist vielleicht ärztlicher Rat erforderlich. Aber probieren kann man es dennoch; denn es gibt immer wieder

Menschen, die selbst ein Übergewicht von 50 oder mehr Kilo in den Griff bekommen haben, und zwar ohne Hilfe. Aber es dürfte – das vermute ich - die Ausnahme sein!

Nun sagen aber manche Übergewichtigen, dass Sie sich ganz wohl fühlen mit ihrem Übergewicht. Das heißt doch nichts anderes, als dass Sie beim Treppensteigen keine Probleme haben, dass Sie ohne Weiteres den Sicherheitsgurt im Auto anschnallen können, sich bequem umdrehen können, um in eine Parklücke zu fahren, ohne dass ihr Bauch oder ihr Körperfett im Wege ist, dass Sie gut durch eine enge Tür gehen oder in Geschäften anderen Kunden leicht ausweichen können ohne anzuecken; dass Sie beim Spazierengehen keinerlei Probleme haben; dass Sie kaum außer Atem kommen und wenn, dann macht es ihnen überhaupt nichts aus;

dass ihnen ihre Gelenke nicht weh tun, dass Sie im

Schwimmbad gerne ihren dicken Bauch oder ihre

Röllchen oder was auch immer zeigen und damit keine

Probleme haben; dass ihre Freundin/Ehefrau oder ihr

Freund/Ehemann nichts gegen ihr Übergewicht

einzuwenden hat; dass Verwandte, Freunde und

Bekannte ihr Übergewicht ganz normal finden und auch

keine anspielende oder gar beleidigende Bemerkungen

machen; dass auch ihre Arbeitskollegen ihr Gewicht in

Ordnung finden und wenn nicht, dann machen ihnen

ihre Lästereien nichts aus. Sie haben auch keine

Schwierigkeiten beim Duschen oder wenn Sie in die

Badewanne gehen, dann kommen Sie wieder gut aus der

Wanne heraus, bequem und ohne Hilfe (ich habe hier

gesunde Menschen im Blick. Wer krank oder alt ist, wird unter Umständen Hilfe benötigen). Und wenn es doch für sie beschwerlich ist, dann ist ihnen das auch egal, weil ihnen ihr Partner oder wer auch immer hilft. Es ist ihnen auch egal, dass Sie irgendwie früher müde werden, obwohl es noch gar nicht so spät ist, andere weiter feiern wollen, Sie sich aber schon hingesetzt haben, weil ihr Körper vermutlich wegen ihres Gewichts müder ist oder nicht mehr kann. Überhaupt sind Sie nach dem Essen oft müde oder müssen sich anstrengen, um nicht gleich ins Bett zu gehen, um sich auszuruhen. Und abends haben Sie schon um 21 oder 22 Uhr Probleme, wenn andere noch wach bleiben, weil sie noch fit sind; Sie sind aber schon müde, weil ihr Körper den ganzen Tag auch ihre Fettzellen mit Energie versorgen musste, und jetzt ist er eben schon schlapper als der von Schlankeren. Sie fühlen sich ebenfalls nicht dick oder vollgefressen, wenn sie gegessen haben und während des Tages ihre Arbeiten verrichten. Wenn Sie sich in einer ruhigen Minute einfach mal hinsetzen und in sich hinein hören, dann verspüren Sie einfach nur ein Wohlgefühl und kein fettes Völlegefühl um ihren Bauch herum. Ihr Körper zwickt und zwackt auch nicht, ist ihnen nicht lästig, zum Beispiel wenn Sie Ihre Schnürsenkel binden und sich zu ihren Schuhen bücken müssen. Sie finden auch Ihre Figur o. k., trotz ihres dicken Bauches, der dickeren Beine und Arme, des dickeren Halses, die fülligeren Gesichts usw. Es stört sie auch nicht, dass sie immer besondere Kleidergrößen brauchen und extra Geschäfte aufsuchen müssen, dass

Sie nicht alles tragen können, was vielleicht Ihre Freundinnen oder Freunde tragen, weil die Leute sagen, dass es an Ihnen nicht gut aussieht, weil Sie eben zu dick sind. Und schließlich das Wichtigste: Ihr Arzt sagt, dass ihr Blutdruck in Ordnung ist, ihr Kreislauf, ihre Blutwerte sind auch o. k., es besteht auch keine Gefahr Diabetes zu bekommen oder ihre Gelenke leiden nicht an ihrem Übergewicht. Kurzum: Sie sind gesund und Sie fühlen sich ganz ehrlich: **pudelwohl und seelisch ausgeglichen und glücklich**. Wenn das alles der Fall ist, wie gerade beschrieben, dann brauchen Sie eigentlich nicht abzunehmen.

Dann bleiben Sie einfach dick!

Sollte es ihnen aber „auf den Wecker" gehen, stört es

Sie, quält es Sie sogar, dass Sie beim Treppensteigen –

oben angekommen – keuchen wie ein Hund, der gerade

zehn Kilometer durch den Wald gerannt ist oder dass es

ihnen schwer fällt, aus dem Küchenschrank aus einem

der oberen Regale etwas zu holen, weil ihr Fett im Wege

ist und Sie das auch nervt und es für Sie auch

anstrengend ist, sich im Auto anzuschnallen, weil eben

der dicke Bauch und das Fett um den Rücken selbst das

Anschnallen zu einer kleinen Herausforderung macht,

und wenn Sie die Lästereien schmerzen, die Menschen

über ihr Übergewicht machen, Sie aber auch selbst der

Meinung sind, dass Ihnen Ihr Übergewicht mehr als nur

lästig ist und Sie auch ungern ins Freibad gehen, weil Sie

sich nicht zeigen wollen; und wenn es darüber hinaus

Anzeichen gibt, dass ihre Gesundheit leidet, dann sollten Sie ernsthaft überlegen, abzunehmen! Machen Sie mal einen Test: Heben Sie zum Beispiel einen Mineralwasserflaschen-Kasten oder einen Kasten Bier hoch, der so um die zehn Kilo wiegt. Sie werden erstaunt sein, wie schwer das ist. Und genau diese zehn Kilo haben Sie zu viel auf ihren Rippen, vielleicht sogar noch mehr. Heben Sie diese zehn Kilo hoch. Merken Sie, wie schwer das ist? Warum wollen Sie dieses Gewicht andauernd mit sich herumschleppen? Sie tragen ja auch nicht die ganze Zeit einen Mineralwasserkasten oder einen Kasten Bier mit sich herum! In Wirklichkeit tun Sie das aber tatsächlich, weil Sie Übergewicht haben.

Woher kommt nun aber das Übergewicht? Aus meiner Erfahrung glaube ich, dass Übergewicht – bis auf die Ausnahmen, wo wirklich organische Krankheiten dahinterstecken – etwas mit ihrem Leben zu tun hat, mit ihnen selbst, mit ihren Bedürfnisse, Gefühlen, Problemen, mit

ihrer Lebenswirklichkeit, ihren Lebensumständen, ihrer Lebensgeschichte, mit alle dem, was sich in Ihnen an Erlebnissen, Erfahrungen angestaut hat und die Ursache sind, dass Sie angefangen haben, mehr zu essen, als eigentlich für ihren Körper notwendig ist.

Darüber haben Sie sich nie wirklich Klarheit verschafft. Das braucht nicht gleich ein schwerwiegendes seelisches

Problem sein, das können einfach Nachlässigkeiten sein, dass man aus Frust einmal mehr gegessen hat und daraus eine Gewohnheit geworden ist wie beim Zigarettenrauchen. Möglicherweise hat man einfach nur aus Langeweile mehr gegessen oder der Bruch einer Freundschaft war der Grund oder, oder... Gründe gibt es viele für Übergewicht, genauso wie es viele Gründe gibt, warum man raucht. Ich selbst habe das Rauchen beendet, habe dazu aber drei Anläufe gebraucht, bis ich es geschafft habe. Immer wurde ich nach einem Jahr rückfällig, weil ich dachte: jetzt wirst du nicht mehr rückfällig werden und - keine Woche hat es gedauert und ich war wieder dabei. Das nächste Mal habe ich Jahre gewartet, und heute bin ich immun gegen das Rauchen.

Nun aber wieder zurück zum Abnehmen. Obwohl es viele Parallelen gibt zum Rauchen von Zigaretten, ist es beim Übergewicht doch ein wenig anders. Es kann z. B. Gründe in ihrer Kindheit geben, wie eine schulische Belastung, auch Stress mit ihren Eltern, mit Freunden, eine Scheidung, ein schweres Erlebnis, die mitverantwortlich waren, dass sie dicker geworden sind. Manchmal sind es auch frustrierende Kleinigkeiten, die sich in ihr Leben eingeschlichen haben und die langsam Kilo für Kilo über Monate zu ihrem Übergewicht geführt haben. Bei mir war es eine Kombination von Stress und Alter; denn ab 40 braucht man immer weniger Kalorien, da der Körper nicht mehr im Aufbau ist, sondern abbaut.

Es liegt in ihren Verhaltensweisen, in ihrer seelischen Befindlichkeit, ihrem Lebensstil, in Unachtsamkeiten, die sich eingeschlichen haben, wenn sie einfach mal zum Kühlschrank gehen und essen, obwohl sie keinen Hunger haben. Es kann auch Unzufriedenheit sein, Langeweile. Häufig hat das viele essen etwas mit Disziplinlosigkeit zu tun, weil man sich gehen lässt, weil man sich einfach über seine eigene Befindlichkeit und darüber, was man wirklich braucht, keine Gedanken macht und daher wieder zu viel isst. Abnehmen hat also damit zu tun, dass man sein Verhalten korrigieren muss, seelisch, charakterlich und sich über sich selbst, dem eigenen Leben, den eigenen Bedürfnissen etc. Klarheit verschaffen sollte.

Das Erste ist also, einmal zu prüfen, warum Sie ESSEN wollen und warum gerade jetzt. Gibt es einen wirklichen Grund, nämlich den, dass sie tatsächlich Hunger haben? Oder steckt hinter ihrem Essen-Wollen etwas ganz anderes? Irgendetwas, das Sie beschäftigt, in ihnen steckt, heimlich, ohne dass Sie es so richtig bewusst wahrnehmen bzw. wahrgenommen haben?

Da müssen Sie einmal nachhören. Manchmal ist es wie ein Meer, das ruhig ist an der Oberfläche, aber ein paar Meter tiefer gibt es eine Strömung. Diese Strömung müssen Sie mit der Zeit auch bei sich finden. Denn Sie haben nicht über Nacht 20 oder 30 oder mehr Kilogramm zugenommen. Das dauert Monate, wenn nicht manchmal Jahre. Wenn Sie viel essen, können Sie vielleicht pro Woche ein Kilo zunehmen (das hat mal ein Reporter von RTL an sich getestet) oder sogar mehr, dann müssen Sie allerdings richtig fressen. Was heißt das nun?

Ihr Gewichtsproblem hat sich in der Regel langsam, selten schneller aufgebaut und hängt irgendwie mit ihrem persönlichen Lebensweg, ihrer Biographie, ihrer Umwelt zusammen, mit etwas, das Sie kürzere oder längere Zeit beschäftigt hat und wahrscheinlich immer noch beschäftigt und sich so verinnerlicht hat, dass Sie es gar nicht mehr bewusst wahrnehmen, also den Grund gar nicht mehr kennen, der zu ihrem Übergewicht geführt hat.

Jetzt aber nicht gleich frustriert sein. Denn jeder hat in seinem Leben nicht nur die schönen Zeiten erlebt. Wenn Sie hinter die Fassade der meisten Menschen oder Familien schauen, sieht es oft nicht so hübsch aus, wie es scheint oder wie diese Menschen (auch reiche) es erscheinen lassen wollen, sondern sie haben auch ihre düsteren und trüben Tage. Daher schauen Sie bei sich nach, was der Grund oder die Gründe für ihr Übergewicht sein könnten. Denken Sie daran, dass Sie nicht anders als die anderen sind, nicht schlechter, nur weil sie dick sind.

Dicke Menschen sind keine schlechten Menschen, sie sind eben nur dick!

Lassen Sie sich Zeit, herauszufinden, was dazu geführt hat, dass Sie auch dann essen, wenn ihr Körper eigentlich gar kein Essen benötigt. Nehmen Sie sich diese RUHE und denken Sie nach. Machen Sie das nicht selbstquälerisch oder anklagend, sondern versuchen Sie ganz vernünftig den Grund zu finden wie einen Fehler in einer Rechenaufgabe.

Wie gesagt: Das kann etwas relativ Harmloses sein, dass sich zum Beispiel ihr Arbeitsrhythmus geändert hat, sie möglicherweise weniger körperlich gefordert waren und abends genauso viel essen wie früher, was sie eigentlich nicht tun sollten, weil sie älter geworden sind und ihr Essen an ihren älteren Körper anpassen müssen. Oder Sie hatten Stress im Geschäft über längere Zeit und haben diesen Stress durch aktivere Tätigkeiten versucht, auszugleichen, auch mit Essen-Aktivität, ohne dass es ihnen wesentlich aufgefallen ist. Und dann sind sie in den Trott gekommen, langsam immer ein wenig mehr zu essen, so dass Sie jede Woche ein Viertel Kilo zugenommen haben und bums: am Ende des Jahres wiegen sie rund 12 Kilo mehr!

Aber seien Sie ehrlich zu sich. Versuchen Sie den wirklichen Grund oder die wirklichen Gründe zu finden, warum Sie immer zu viel gegessen haben. Nur dann können Sie nämlich daran arbeiten, weniger zu essen, um DAUERHAFT schlank zu werden.

Ich gebe zu, dass es nicht immer ganz einfach ist, herauszufinden, weshalb man zugenommen hat. Aber in der Regel ahnt man es schon nach einiger Zeit, wenn man darüber nachdenkt, **RUHIG NACHDENKT!** Beschimpfen Sie sich nicht, ärgern Sie sich nicht über sich, weil Sie dick geworden sind. Behandeln Sie ihr Übergewicht vernünftig und besonnen, denn nur dann können Sie es schaffen, dauerhaft schlanker zu werden. Denken Sie daran, dass die Gewichtsabnahme nichts Unüberwindbares ist, oft sind es einfach Nachlässigkeiten, kleine Ärgernisse, die sich festgesetzt haben und die man selbst bewältigen kann, bis auf die wenigen Ausnahmen, wo wirklich psychologische Hilfe nötig ist. Irgendwann sehen Sie schon den Grund oder die vielen kleinen Gründe, die zu ihrem Übergewicht geführt haben oder doch einen wesentlichen Anteil daran hatten.

Also denken Sie daran, dass Probleme auch andere Menschen haben, die diese Probleme aber nicht durch Weg-essen bewältigt haben, sondern die sich im Klaren darüber waren, dass das nämlich gar nicht geht. Dahin müssen Sie auch kommen!

Wenn Sie etwas in Ihrer Vergangenheit oder jüngeren Gegenwart finden, das ihnen Probleme bereitete, dann denken Sie daran, dass das Vergangene vergangen ist.

An der Vergangenheit können Sie NICHTS ändern, aber an Ihrer Zukunft.

Und denken Sie auch daran: Das Leben ist erst dann vorbei, wenn Sie Tod sind, bis dahin haben Sie Zeit, wie es einst der Reformator Martin Luther gesagt haben soll: Würde ich wissen, dass morgen die Welt unterginge, würde ich heute noch mein Apfelbäumchen pflanzen.

Es lohnt also nur ein einziger TAG! Ich glaube, dass das oft das Problem bei dicken Menschen ist: Sie geben zu schnell auf, obwohl auch Sie es schaffen können. Also: Selbst wenn Sie schon älter sind und weniger Lebenszeit haben (statistisch gesehen), dann lohnt es sich dennoch, diese letzten Jahre besser als die vorhergehenden zu leben, nämlich mit weniger Gewicht. Denn man fühlt sich nicht nur leichter, man ist es auch! Die Konzentration ist besser, auch das Gehen fällt leichter, und in der Regel ist auch das körperlich-seelische Wohlbefinden einfach besser. Auch der Sex klappt besser.

Kurzum: Mit weniger Gewicht werden Sie glücklicher sein!

Auf dem Weg dorthin müssen Sie immer wieder prüfen, ob es nicht etwas gibt, das sie anstelle des Essens machen könnten, vielleicht erst mal ruhig dasitzen, sich hinlegen und entspannen, etwas lesen, etwas, wo Sie zu sich selbst kommen. Denn das hat bisher das Essen erledigt, aber nur scheinbar, nicht wirklich. So wie manche ihren Frust mit Alkohol überwinden wollen. Das hat noch nie geklappt! Daher mein Rat:

suchen Sie sich ein Hobby, eine Tätigkeit, interessieren Sie sich für etwas, das Sie auch emotional beschäftigt, das Ihnen also gut tut, wo Sie sich wohl fühlen dabei.

Damit Sie ihre Gedanken in eine andere Richtung lenken. Sie sollten sich mit dieser Tätigkeit wirklich befassen, nicht nur mal so nebenbei erledigen, etwas tun, das Sie auch fordert, aber angenehm fordert, nicht etwas, zu dem Sie sich regelrecht quälen müssen. Zwar ist es nie auszuschließen, dass auch das, was man gerne tut, Ihnen mal auf den Wecker geht; denn selbst auf schöne Sachen hat man nicht immer Lust. Dann legen Sie sich hin, entspannen Sie, schauen Sie sich eine Sendung im Fernsehen an, hören Sie Musik, gehen Sie spazieren etc.

Was Sie sich als Tätigkeit, Hobby aussuchen, da gibt es viele Möglichkeiten. Es sollte aber etwas sein, wo Sie Einsatz bringen müssen. Vielleicht eine Sprache lernen, sich genauer mit Musik beschäftigen, Kreuzworträtsel lösen. Nutzen Sie diese Tätigkeit, wenn Sie zum Beispiel Hunger haben. Beschäftigen Sie sich erst mal mit ihrem Hobby, ihrer interessanten Tätigkeit, bevor Sie zum Kühlschrank gehen. Das ist eine Möglichkeit, nicht immer gleich auf die vermeintlichen Hungerbedürfnisse ihres Körpers zu hören. Sie müssen sich in diese Tätigkeit auch emotional einbringen, nicht nur, indem Sie sagen: Ich muss es jetzt tun, um abzunehmen. Es ist erforderlich, dass Sie eine emotionale Beziehung zu ihrem Hobby oder ihrer Tätigkeit aufbauen, damit den emotionalen Bedürfnisse ihres Magens, ihrem Hungergefühl etwas Gleichwertiges entgegengesetzt wird. Das ist nicht einfach. Denn zu schnell kann das Hobby oder die Tätigkeit ein zusätzlicher Reiz sein, der dazu verführt, genauso viel zu essen oder sogar mehr als bisher. Wenn das der Fall ist, so meine Erfahrung, hat das damit zu tun, dass man das Hobby, die Tätigkeit nicht wirklich mit „Herzblut" ausführt, dass man Sie geschäftsmäßig als Notwendigkeit betrachtet, nicht um seinen eigenen Körper WIRKLICH etwas Gutes zu tun. Ob das Hobby oder die Tätigkeit etwas für Sie ist, das Ihnen helfen kann, da gibt es einen guten Hinweis. Fragen Sie sich, ob Sie das Hobby oder die Tätigkeit ausüben, um abzunehmen oder weil es Ihnen gut tut. Im ersten Fall ist es das falsche Hobby, die falsche Tätigkeit, im zweiten

Fall (Sie machen es, weil es Ihnen gut tut), dann ist es wahrscheinlich das richtige. Ein weiteres Kennzeichen ist, dass Sie nach der Ausübung ihres Hobbys oder ihrer Tätigkeit in Ruhe sind, vorerst auch keinen Hunger haben, sondern in sich ruhen, sich hinsetzen können und einfach nur entspannen, ohne sofort an irgendetwas denken zu müssen, vor allem nicht ans Essen.

Es muss also etwas sein, das Sie bannt und auf dass Sie sich richtig freuen! Auch wenn Sie mit Ihrem Hobby aufgehört haben, muss es noch „schön" für Sie gewesen sein, so dass Sie nicht zum Kühlschrank gehen, die Tür aufreißen, um das nächstbeste Greifbare zu essen. Ihr Hobby kann sein: Computerspiele, Stricken, Sport, auch Bücher, Wandern, ein Tagebuch schreiben, Zeichnen lernen, tanzen, Yoga, irgendetwas, das Sie aktiv betreiben müssen, das sie aber nicht verbissen betreiben. Möglicherweise wird es länger dauern, bevor Sie ein Hobby finden, das wirklich zu Ihnen passt, das in ihrem Charakter, in ihrer Art steckt; es muss ihren Charakter, ihre Art widerspiegeln, ihre Bedürfnisse. Erst dann können Sie dieses Hobby ernsthaft betreiben, ohne es exzessiv zu betreiben wie ihr starkes Essensbedürfnis.

<u>Das wird nicht einfach sein, da Ihr Übergewicht Ihre wirklichen Wünsche meist verdeckt, verschüttet hat und diese müssen erst wieder langsam ausgegraben werden.</u>

Setzen Sie sich also nicht unter Stress. Das Hobby muss Spaß machen; daher lieber etwas weniger Spezialist sein, aber mehr Spaß haben. Das heißt, dass sie lieber etwas Einfaches machen sollten, als nur Leistungssportler zu werden, dann besteht die Gefahr, dass sie glänzen wollen, beeindrucken. Und ob ihnen das hilft, dauerhaft abzunehmen, das bezweifle ich. Natürlich kann auch mehr Sex ein Hobby sein, abzunehmen, ein lustvolles und schönes dazu.

Es kann allerdings sein, dass Sie ein Hobby oder eine Tätigkeit haben und dennoch dick sind. Dann sind Sie noch nicht dort angekommen, wo ihr eigentliches Problem steckt. Wenn Sie also ein Hobby oder eine Tätigkeit haben und dennoch nicht abnehmen, dann haben Sie das Grundproblem ihres übermäßigen Essens

noch nicht gefunden. Das Hobby oder ihre Tätigkeit ist

dann, wie oben beschrieben, noch nicht so interessant,

emotional wie das Essen. Dann kann es sogar sein, dass

ihr Hobby, ihre interessante Tätigkeit eine weitere Flucht

aus ihrem Essens-Problem ist, zum Beispiel wenn es Sie

unter Stress setzt.

Nochmal zu ihrem Hobby, ihrer Tätigkeit. Das braucht

nicht etwas ganz Besonderes zu sein. Sie brauchen nicht

in die Mucki-Bude gehen oder jeden Tag fünf Kilometer

laufen wollen. Das kann etwas ganz Einfaches sein, alte

Fotos sortieren, zuhause etwas aufräumen, etwas tun,

was Sie mal schon lange tun wollten. Überlegen Sie! Es

muss auf jeden Fall etwas ein, dass Sie berührt. Vielleicht

können Sie auch damit erkennen, warum Sie zu viel essen. Probieren Sie aus, was zu Ihnen passt. Dann haben Sie auch die Möglichkeit zu erkennen, was Sie bewegt, was Sie auch dazu bewogen hat, zu viel zu essen.

Abnehmen, das ist meine Überzeugung, ist eine sehr individuelle Aufgabe, die SIE bewältigen müssen, mit ihrem Körper, mit ihren Gedanken, mit ihren Gefühlen, um sich wieder ins Gleichgewicht zu bringen.

Nun aber wieder zurück zum direkten Abnehmen. Und hier ist meines Erachtens eines sehr, sehr wichtig, was viele Menschen immer wieder missachten, weil sie sich an andere Menschen orientieren. Bedenken Sie, dass Sie

ein einmaliges Individuum sind.

<u>Daher denken sie in aller erster Linie an sich, nicht an</u>

<u>ihre Umwelt oder die Models irgendwelcher</u>

<u>Glanzmagazine. Sie wollen doch Sie selbst sein und</u>

<u>nicht irgendein Abklatsch eines Promis!</u>

Sie möchten also abnehmen, **<u>weil Sie es wollen</u>**, weil Sie

sich gut fühlen möchten, weil es ihnen Spaß macht,

schlanker zu sein, weil sie dann ihren Körper

ansehnlicher finden usw., nicht weil es ihnen andere

gesagt haben! Wenn andere ihren „neuen Körper" auch

gut finden, ist das o. k. Wichtig ist jedoch:

<u>Sie müssen nicht für andere abnehmen, sondern für</u>

<u>sich.</u>

<u>Sie müssen es wollen, für sich ganz allein! Dann</u>

<u>schaffen Sie es auch.</u>

Sie merken also, dass ihr Körper, ihr Gewicht etwas mit

Ihnen zu tun hat. Sie müssen über ihr Dasein, ihr Leben

mal genauer nachdenken, aber über Vergangenes nicht

den Verstand verlieren, sondern sich mit ihrer

Vergangenheit neu einrichten und in die Zukunft sehen,

denn – und nochmals zur Erinnerung - die Vergangenheit

können Sie nicht ändern, **<u>aber die Zukunft.</u>**

<u>Nun kommen wir zur Praxis.</u>

Was gehört zum Abnehmen unabdingbar dazu, was meines Erachtens absolut unverzichtbar ist? Eine tägliche Übung, körperlich leicht, aber seelisch manchmal nicht immer einfach zu verkraften, wenn Sie abnehmen möchte. Nämlich:

stellen Sie sich alle zwei oder drei Tag, zu einer bestimmten Zeit, am besten nach dem Aufstehen, auf die Waage - nackt. Schauen Sie genau auf die Zahl, die Sie da sehen. So viel wiegen Sie tatsächlich. Akzeptieren Sie das Gewicht. DENN diese Pfunde: DAS SIND SIE!

Wenn Sie sich nicht auf die Waage stellen, gehen ja ihre Pfunde nicht weg. Die bleiben ja!

Allerdings kann diese Praxis zermürbend sein, weil man einmal ein Kilo abnimmt, dann wieder zunimmt, was eine normale Entwicklung ist, wenn man seinen Körper an das neue Gewicht gewöhnen muss. Aber das kann nerven. Daher mein zweiter, ergänzender Vorschlag:

<u>Messen Sie alle zwei oder drei Tage anstelle der Waage ihren Bauchumfang (um den Bauchnabel herum). Dann entlasten Sie sich von dem Druck der Waage.</u>

Mir hat das Maßband geholfen, hat mich nicht so unter Stress gesetzt, auch wenn der Bauchumfang nur sehr langsam, über Wochen weniger wurden. Hatte ich ein oder zwei Zentimeter Bauchumfang weniger geschafft, dann habe ich mich wieder mal auf die Waage gestellt - und natürlich weniger gewogen!

Der Bauchumfang ist übrigens ein Anzeichen für Bauchfett, das sehr gesundheitsschädlich ist. Männer sollten nicht mehr als 102 cm haben, Frauen nicht mehr als 88 cm - auch das sollte man nicht unbedingt als Dogma sehen, ein wenig mehr scheint mir aus meiner Erfahrung akzeptabel. Im Zweifel immer einen guten Arzt fragen.

Zwar werden Sie nicht jeden Tag einen Zentimeter weniger Bauchumfang haben. Aber es ist ein Kontrolle, zu sehen, ob Sie auch nicht zunehmen. Wie gesagt, ich habe mich leichter am Bauchumfang orientiert als an der

Waage. Das hat vielleicht auch damit zu tun, dass man immer nach dem Gewicht gefragt wird. Daher setzt einem das Waagen-Gewicht möglicherweise mehr unter Druck als das Maßband. Bei mir war es so. Aber das muss jeder selbst herausfinden, was für ihn besser ist.

Aber die Waage oder das Maßband ist alle zwei drei Tage unverzichtbar zur Kontrolle!

Achten Sie darauf, dass der Bauchumfang zunimmt, wenn Sie Sport getrieben haben oder selbst nur Wasser getrunken haben. Der Bauch kann sich manchmal, ohne dass man viel gegessen hat, aufblähen. Also deswegen nicht gleich in Panik geraten. Wichtig ist die Kontrolle über mehrere Tage und Wochen, möglichst morgens nach dem Aufstehen, vor dem Frühstück!

Denken Sie daran, dass Sie kein schlechter Mensch sind, nur weil Sie im Moment noch Übergewicht haben. Aber es ist die Wirklichkeit, mit der Sie sich abfinden sollten und die Sie doch ändern wollen. Und wenn Sie etwas ändern wollen, dann müssen Sie den Tatsachen ins Auge sehen. Noch mal:

Kontrollieren Sie in der Folgezeit mit dem Maßband und der Waage konsequent ihr Gewicht!!!

Seien Sie anfangs nicht frustriert, wenn Sie wenig oder kaum oder gar nicht abnehmen.

Das-auf-die-Waage-stellen und den Bauchumfang messen, das ist ein Lernprozess,

der möglicherweise über Wochen und Monate anhält, je nachdem wie Sie es geschafft haben, die Gründe oder den Grund für ihr Übergewicht zu finden. Bei mir hat es länger als ein Jahr gedauert, bis ich stetig abnehmen konnte (es kann natürlich auch schneller gehen, oder auch langsamer). Denn mit dem Abnehmen verändern Sie etwas in ihrer Persönlichkeit, in ihrer Einstellung zu sich und ihrer Umwelt. Und so wie sich in Ihrer Persönlichkeit über Monate oder Jahre etwas verändert hat, wie Sie durch ihre Vergangenheit über Jahre geprägt wurden, übergewichtig wurden, sich etwas in ihre

Gedanken und Gefühle eingenistet hat, so können Sie nicht erwarten, dass Sie in ein paar Tagen oder Wochen zehn oder 20 Kilo oder mehr **DAUERHAFT** abnehmen (von Ausnahmen vielleicht abgesehen). Sie brauchen also Zeit! – Nun das Wichtigste.

<u>Wie sollen Sie abnehmen?</u>

Darüber gibt es so viele Vorschläge, die kaum mehr zählbar sind. Trennkost, hab ich mal probiert, funktioniert nicht. Eine Zwischenmahlzeit mit einem Pulver – klappt bei mir auch nicht. Während der Woche abnehmen, aber an Wochenenden ausgiebig essen – das halte ich für gefährlich (gleich mehr), weil der Körper zu etwas gezwungen wird, was er nicht will oder gar nicht kann. Ich gebe Ihnen den **„dämlichen" Rat**:

Essen Sie so wie bisher, nur weniger und lernen Sie auch Obst, Salat und Gemüse zu essen, falls sie das verlernt haben. Und sind sie äußerst sparsam mit Schokolade, anderen Süßkram, Zuckergetränken und Alkohol!

Sie sollten darauf hin arbeiten, Süßes, auch süße Getränke so selten wie möglich zu sich zu nehmen (mischen Sie z. B. eine Limonade: drei Teile Wasser, ein Teil Limonade). Zucker sind Kalorien. Schauen Sie auch auf die Wurst, den Käse, den Sie zu sich nehmen, wie viel Kalorien angegeben sind auf der Packung für 100

Gramm, damit Sie ihren täglichen Kilokalorienbedarf von ca. 2000 unterschreiten, damit Sie überhaupt abnehmen können. Wenn Sie nur 800 pro Tag schaffen, nehmen Sie schnell ab. Habe ich aber nicht geschafft. Bei mir ging es langsamer!

Allgemein gilt, dass Sie nicht zu einseitig essen sollen. Also nicht nur Wurst oder fettes Fleisch. Auch mal Fisch, Joghurt, mal ein Brot mit einer Tomate. Das ist möglicherweise schwer, weil sich Ihr Körper an ihr Essverhalten seit Jahren gewöhnt hat. Ich glaube nicht, dass die meisten Menschen dieses Verhalten einfach so mir nichts dir nichts von heute auf morgen ändern können. Daher sind

Radikal-Diäten aus meiner Sicht Folter für den Körper

und sie bringen in der Regel überhaupt nichts, außer einige Wochen schmerzliche Erfahrungen und in ein paar Monaten sind Sie wieder so dick wie zuvor. Daher bleibt aus meiner Sicht nur die Möglichkeit, essen wie bisher, aber versuchen Sie, kontrollierter, weniger und gesünder zu essen. Wer dann noch die Zeit findet, Sport zu treiben, kann das Abnehmen beschleunigen. Schwimmen ist sicher gut, Joggen sollte man aufpassen, wenn man Anfänger ist, da bei Übergewicht die Gelenke zu sehr belastet werden und der Muskelaufbau Wochen braucht, um die Gelenke zu schonen. Bei höherem Gewicht ist besondere Vorsicht geboten! Dann lieber

Schwimmen oder Radfahren oder Spazierengehen im zügigen Wanderschritt.

Denken Sie aber daran, was ich immer wieder einmal beobachtet habe, dass Sie nach dem Schwimmen oder Radfahren nicht nach Hause kommen und gleich wieder die Kühlschranktür aufreißen und glauben, dass Sie jetzt wegen der vermeintlich verlorenen Kilos gleich viel essen können. Denn selbst wenn Sie viel geschwommen sind oder joggten, dann haben Sie – je nachdem wie Sie gelaufen sind – vielleicht 100 Gramm abgenommen, vielleicht auch etwas mehr. Denken Sie daran: ihr Körper verwertet Nahrung sehr effektiv, weit effektiver als das ein Automotor tut, daher nehmen sie mit Sport nur wenig ab, es sei denn, sie joggen sehr zügig, machen noch Kraftübungen etc. und essen danach möglichst nichts oder sehr, sehr wenig; dann geht das abnehmen schneller. Meist schwitzen sie Wasser aus und verlieren kaum Fett, das sie ja vor allem verlieren möchten. Und Wasser hat man schnell wieder ausgeglichen, was auch wichtig ist. Trinken sie also nach Sport, saufen sie aber nicht.

Daher mein Rat:

Hinsetzen, entspannen, sich aufs Bett legen, vielleicht erst mal ein Glas Mineralwasser, einen Kaffee oder Tee trinken – aber kein süßes Zeug oder Milch oder sogar Alkohol! Zur Ruhe kommen. In sich hineinhören und

nach fünf oder zehn Minuten spüren, wie viel Hunger

Sie tatsächlich haben.

Denn nach Anstrengungen oder Stress hat der Körper manchmal mehr Hunger(gefühl) als wirklichen Hunger! Allerdings ist es bei mir umgekehrt. Nach Sport habe ich immer weniger Hunger und nur dann Appetit, wenn ich wirklich Hunger habe.

Entspannen und sich ausruhen, das sollten Sie im Übrigen auch dann tun, wenn Sie vom Geschäft nach Hause kommen. Nicht gleich zum Kühlschrank rennen und den Stress, die Arbeit oder Frust mit leckerem Essen ausgleichen wollen. Das klappt sowieso nicht – man glaubt es nur. Ruhen Sie sich also erst mal aus und entspannen Sie.

Denn das haben dicke Menschen oft auch vergessen, wie das geht: das Entspannen und den eigenen Körper spüren! Wie fühlt er sich an? Ist er zufrieden? Braucht er wirklich etwas zu essen? Auf was habe ich im Moment wirklich Lust?

Sie können auch erst mal Fernsehen schauen, aber etwas Beruhigendes, etwas, das Sie von Ihrem Stress- und Essen-wollen-Level runterbringt. Lesen Sie eine Zeitschrift, irgendetwas, was Sie gerne tun! Ihr Hobby wäre natürlich die Möglichkeit. Und dann fragen Sie nach einer halben Stunde, wenn Sie zur **Ruhe**

gekommen **sind**, ob Sie wirklich Hunger haben und wenn ja, wie viel. Versuchen Sie erst

sehr wenig zu essen.

Ihr Magen bzw. ihr Gehirn wird ihnen frühestens in einer halben Stunde sagen, ob Sie zu viel oder zu wenig gegessen haben (bei mir war es manchmal sogar zwei Stunden, bis ich merkte: du hast ja zu viel gegessen!). Das hat auch damit zu tun, dass das Essen sehr lange im Körper, im Darm bleibt, bis zu 24 Stunden. Deshalb haben dicke Menschen oft auch Verdauungsprobleme, weil ihr Darm das alte Essen noch gar nicht verarbeitet hat und schon bekommt er schon wieder neues durch den Magen aufgepfropft und muss schon wieder arbeiten. Es ist dann wie bei einem Autostau, wo am Stauende immer mehr Autos auffahren und daher der Stau immer länger wird. Wenn das immer wieder und wieder der Fall ist, dann gibt es einen Stau, der nie mehr aufhört, beim Menschen geht der Stau dann in die Breite: sie werden dicker!

Und wenn Sie etwas essen, versuchen Sie etwas zu essen, das ihnen wirklich schmeckt! Das kann Wurst sein. Aber achten Sie darauf, wie viel Kalorien sie hat. Salami hat in der Regel sehr viele Kilokalorien (laden Sie sich vom Internet eine Tabelle herunter mit der Kalorienanzahl der Nahrungsmittel zur Kontrolle oder kaufen Sie ein Büchlein. Manchmal hat auch der Hausarzt ein Heftchen). Daher Vorsicht, und immer auf die Verpackung schauen, wie viele Kilokalorien draufstehen. Besser ist es, Käse zu nehmen oder ein Tomatenbrot zu essen. Essen Sie aber nicht alles durcheinander, sondern

ENTSCHEIDEN Sie sich am Anfang, was Sie essen möchten. Und belassen Sie es dann auch dabei!

Und legen Sie das Essen auf einen Teller, gehen Sie mit dem Essen in ein Zimmer, setzen Sie sich hin und essen in Ruhe – langsam - das, was Sie sich zubereitet haben. Ich kann dabei auch Fernsehen schauen, wenn etwas kommt, das mich interessiert. Aber dennoch langsam und genüsslich essen, das Essen spüren, wie es die Speiseröhre hinuntergleitet und im Magen ankommt.

Und lassen Sie sich beim Essen nicht stören! Daher sind Beschäftigungen neben dem Essen sehr problematisch. Wie gesagt, ich kann dabei Fernsehen schauen, aber entspanne mich dabei, spüre das Essen. Allerdings esse ich meistens in Ruhe und mache dabei nichts anderes als Essen genießen.

Oft ist die innere Hektik genau das, was Sie zum vielen Essen verleitet, weil in ihnen etwas steckt, das Sie vorantreibt, Ihnen sagt: weiter, schneller, hör nicht auf! Und wenn Sie gerade keine Möglichkeit haben, Sport zu treiben oder spazieren zu gehen, Sex zu machen, dann versuchen sie dieses „schneller, höher, weiter" oft mit Essen zu erreichen. Also:

Keine Hektik, das ist Gift für ihr Übergewicht und auch für ihr Wohlbefinden! Und schlingen Sie das Essen nicht hinunter. Kauen Sie langsam, genüsslich, spüren sie wie lecker das Essen schmeckt. Auch das ist ein Lernprozess, der dauern wird, wieder lernen zu genießen, langsam und mit Genuss zu essen, Stück für Stück in kleinen Bissen.

Sie werden sehen, dass Sie dann auch nicht so viel wie früher brauchen, sondern weniger, weil Sie nicht mehr in sich hinein schaufeln, sondern bewusst das Essen genießen.

Der schwierige Teil des Abnehmens ist natürlich, weniger zu essen. Sie müssen, und damit kommen wir zu dem entscheidenden Problem, weniger essen. Und da ihr Körper (insbesondere ihre mit Fett vollgesaugten Fettzellen) seit Jahren gewohnt ist, zu viel zu essen, werden ihre Fettzellen und damit ihr Körper rebellieren. Beide werden dafür sorgen, dass der Essens-Entzug **weh tut!** - und vor allem wird er sagen:

Ich habe Hunger, gib mir mehr!!! Denn ihre Fettzellen wollen ihre ursprüngliche fette Größe wieder haben, da Sie nicht schrumpfen wollen durch Essensentzug. Das lieben die gar nicht!

Und da müssen Sie mutig sein und sagen, dass Sie jetzt weniger bekommen. Versuchen Sie aber, sich nicht zu quälen. Das wenige Essen wird schon unangenehm sein, aber es darf nicht richtig schmerzen. Denn sich zu einem Idealgewicht quälen, das erzeugt sehr wahrscheinlich das Gegenteil. Genau das ist aber am Anfang das Problem. Weil der Körper das viele Essen gewohnt ist, sind die ersten Tage oder Wochen manchmal schlimm, denn man kann auch noch nicht richtig abschätzen, ob der Körper das Essen wirklich braucht oder aber eben nur Schlemmen will.

Denn Ihr Körper lügt, er macht Ihnen etwas vor, er sagt Ihnen nicht wirklich, wie viel Sie essen müssen. Er betrügt Sie!

Und wie beim Zigaretten-Rauchen-Aufhören gibt es Phasen, wo das Abnehmen besonders hart ist, wo der Körper rebelliert und sagt:

Gibt mir Essen, ich halte es nicht mehr aus. Oder wo er sogar übertreibt und meint: ich sterbe, wenn ich nicht gleich was zu essen bekomme!

Doch so leicht stirbt es sich nicht. Da müssen Sie ihrem Körper schon über lange Zeit das Essen verweigern (man stirbt schneller an Flüssigkeitsentzug!). Aber psychisch, seelisch ist das eine harte Probe. Den oft leidet eher die Seele als der Körper beim abnehmen, weil man ihm etwas Gutes, das er liebte, nicht mehr in den großen Mengen gibt, die er gewohnt war.

Weniger Essen kann auch ein „LIEBESENTZUG" sein, in dem sich häufig die Probleme der vergangenen Jahre versammelt haben, die mit zu viel Essen zugeschüttet wurden.

Darüber müssen Sie sich im Klaren sein, dass häufig diese Probleme sich aufgestaut haben. Wie gesagt, dass brauchen keine schwerwiegenden Probleme sein. Das können die vielen kleinen sein, die sich gesammelt haben. Ein Problemchen dort, eine kleine seelische Verletzung da. Daher ist es so wichtig, herauszufinden, was sie plagt, was sie unbewusst beschäftigt.

Wenn Sie es geschafft haben, in den Prozess des Abnehmens zu sein, weniger essen und daher auch hungern, so dass es durchaus unangenehm ist, werden Sie nach meiner Erfahrung merken, ob ihr Körper Sie betrügt und nur meint, dass er was essen will (obwohl er gar nichts braucht) oder ob er wirklich Nahrungsmittel benötigt. Das kann allerdings zwei, drei Wochen oder aber auch zwei, drei Monate dauern. Denn die Umstellung braucht Zeit, bevor Sie langsam wieder die Oberhand über ihren Körper erlangen.

— Denken Sie daran, immer in ihren Körper hineinhorchen, also erst mal zur Ruhe kommen, bevor Sie essen. Wenn Sie in der Abnehme-Phase sind, dann ist das weniger Essen zwar immer noch unangenehm, weil der Körper auf „Entzug" ist, aber es ist durchaus nicht so schlimm, dass man es nicht aushalten könnte. Oft ist es dann sogar angenehmer, da man sich wohler fühlt, frischer im Kopf und auch seelisch ausgeglichener, weil der Grund für das Unwohlsein durch zu vieles Essen, eingerenkt wird, unter Kontrolle gebracht wird.

Nach einigen Wochen - oder aber auch Monaten - werden Sie Ihren Körper immer mehr in den Griff bekommen, merken, wann Sie wirklich Hunger haben, und daher auch weniger essen. Aber immer dran denken: Abnehmen geht nur mit weniger Essen und mit kalorienarmen Getränken. Und denken Sie daran:

Ein Brötchen oder ein Schokoladenriegelchen zwischen den Hauptmahlzeiten, selbst ein Apfel gehören zu Ihrem täglichen Essens-Konsum dazu. Diese Zwischenmahlzeiten haben auch Kalorien, die zu den normalen Essenszeiten (morgens, mittags abends) dazukommen!

Wenn Sie aber zur Ruhe gekommen sind und auch schon ein Kilo oder zwei oder drei Kilos abgenommen haben, in der Abnehmephase sind und weiter abnehmen, also ihrem Körper Essen entziehen und merken, dass ihr Körper wirklich ausgelaugt ist, wahrscheinlich nicht nur Fett verbrannt und verbraucht hat, sondern auch Muskelmasse und Sie sich wirklich sicher sind, dass ihr Körper sich nicht im **Betrugsverfahren** befinden, Sie also nicht anlügen will im Hinblick auf das Essen, Sie nicht überreden will, zu schlemmen, sondern weil er wirklich richtigen Hunger hat, Energie braucht, also Kalorien — das lernen Sie mit der Zeit, wenn Sie in sich hinein hören. Dann:

Essen Sie. Essen Sie sich satt! Fressen Sie nicht! Aber essen Sie sich satt! Aber ruhig und langsam, nicht hektisch. Genießen Sie das Essen Biss für Biss, Kauen für Kauen, LANGSAM, damit Sie spüren, was ihr Körper wirklich braucht, wie es ihm gut tut, weil er tatsächlich Hunger hat! Aber nochmal: fressen Sie nicht mit Tempo in sich aus Frust hinein! Machen Sie zwischendurch eine Pause, fühlen Sie, ob ihr Körper wirklich noch mehr braucht! Essen Sie vor allem möglichst nicht im Gehen

oder im Auto etc. Meist isst man dann zu schnell und zu viel, weil man sich nicht auf das Essen konzentriert, sondern auf den Weg oder Straßenverkehr.

Genau das ist anfangs nicht leicht, dieses genüssliche, langsame essen, weil Sie gewohnt sind, sich ihren Bauch richtig vollzuschlagen. Sie müssen mit der Zeit ein Gespür dafür bekommen, was wirklich an Essen für Sie unverzichtbar ist. Das braucht Zeit, weil Sie ihren Körper disziplinieren müssen, da er bisher das gemacht hat, was er wollte und nicht Sie.

Es kann sein, wenn Sie wirklich wenig gegessen haben über mehrere Tage, dass Sie dann eine gute Portion essen müssen, vielleicht auch eine gutes Stück Kuchen oder eine halbe Tafel Schokolade. Aber sind Sie vorsichtig! Wenn Sie zu viel essen, kommen wieder die Fettzellen und wollen noch mehr, wollen Sie betrügen und spielen Ihnen Theater vor, indem Sie Ihnen vorgaukeln, noch mehr haben zu müssen. Also immer mäßig essen, trotz allem, genau spüren, ob Sie tatsächlich noch mehr Essen benötigen.

Nach meiner Erfahrung ist es so, dass man so viel essen sollte, dass man keinen vollen Bauch, sondern das Gefühl hat: ich brauche noch mehr. Und dieses **noch Mehr**, ist oft der Betrug des Körpers, in den alten Trott zu verfallen und wieder fressen zu wollen.

Aber nun kommt die schwierige Seite. Vergessen Sie nicht, dass Sie ja abnehmen wollen. Spätestens am nächsten Tag oder spätestens am übernächsten Tag müssen Sie wieder in den **Abnehme-Modus schalten!** Daher müssen Sie wieder anfangen, weniger zu essen, um überhaupt abnehmen zu können. Das ist anfangs etwas schwierig, aber mit der Zeit klappt das. Sie werden sehen, dass sie wieder „Macht" über ihren Körper bekommen, über Ihren Bauch, der Sie immer belogen hat, weil er sagte: Ich brauche noch mehr Essen.

Da Sie sich satt gegessen haben, werden Sie am nächsten Tag sehr wahrscheinlich ihr blaues Wunder erleben, wenn Sie sich auf die Waage stellen. Es kann nämlich zweierlei passieren, kann, aber muss es nicht zwangsläufig - bei mir war es häufig der Fall:

Erstens: Wenn Sie die vorherigen Tage sehr wenig gegessen haben, der Essensentzug unangenehm war und Sie nur ärgerlicherweise minimal abgenommen haben oder fast gar nichts und Sie schon frustriert sind, wiegen Sie nach ihrer „Essen-satt-Attacke" plötzlich ein halbes oder sogar ein ganzes Kilo weniger.

Zweitens:_ Wenn Sie die vorherigen Tage nur etwas weniger gegessen haben, eigentlich fast normal gegessen haben, dann stellen Sie sich auf die Waage und wiegen gleich oder sogar wieder ein Kilo mehr.

Das Erste hängt damit zusammen, dass nach einem scharfen Essensentzug der Körper blockiert und sich auf eine Notlage einstellt, weil er befürchtet, zu wenig oder kein Essen zu bekommen. Daher versucht er, sein Niveau zu halten. Essen Sie dann etwas, dann schaltet er diese Blockade ab und reduziert gleichzeitig sein Gewicht (weil er schon Kalorien verbraucht hat), weil er erkennt: ich brauche nicht blockieren, ich bekomme ja wieder Essen. Über diesen Erfolg sollten Sie sich erfreuen. Beim zweiten Ergebnis regen Sie sich nicht auf. Abnehmen kann eben dauern! Und es dauert vor allem, bis Sie wieder das Gefühl für Ihren Körper bekommen, spüren, wann er wirklich was zum Essen braucht und Sie das Essen nicht als Ersatz für etwas anderes benutzen. Und Sie merken dann auch, dass Essen nicht mehr das ist, was

Sie alleine glücklich macht, sondern zum Beispiel Ihr Hobby oder andere Dinge, die Sie plötzlich tun, die Sie vorher nicht getan haben.

Warum nimmt man aber manchmal kaum ab, obwohl man so wenig gegessen hat? Und wenn man dann plötzlich viel isst, nimmt man ab? Und warum nimmt man ab, dann wieder zu und wieder ab? Dazu ist meine Theorie, dass der Körper, wenn er vielleicht mehrere Jahre 100 Kilo gewogen hat, sich auf dieses Gewicht einstellt. Und wenn Sie abnehmen, will er dieses Gewicht immer wieder erreichen, weil er meint, dass dies **sein RICHTIGES Gewicht ist**. Deshalb muss man den Körper langsam an das **WIRKLICH richtige Gewicht** gewöhnen. Daher ist das häufig ein Auf und Ab, weil der

Körper sich immer wieder zum alten, aber falschen Gewicht einpendeln will.

Verlieren Sie also nicht den Mut, wenn Sie durch ihr Satt-Essen wieder zugenommen haben!

Denn das Abnehmen ist eben ein

Selbsterfahrungsprozess, wo Sie etwas über sich erfahren oder lernen, das Sie vorher noch nicht gewusst haben und das nun dazu beiträgt, dass Sie Gewicht verlieren können.

Sie lernen sich dabei besser kennen, wenn sie immer wieder den nächsten Anlauf nehmen, um Gewicht zu verlieren.

Noch ein Wort zu dem so genannten **Jo-Jo-Effekt**, den es eigentlich nicht gibt. Denn der Jo-Jo-Effekt ist ein **„Ich-esse-wieder-zu-viel-Effekt"**. Denn wer – sagen wir – zehn Kilo abgenommen hat und dieses Gewicht etwa einen Monat gehalten hat (wirklich abgenommen hat man erst, wenn man sein neues Gewicht mehrere Monate gehalten hat), der wird nicht in zwei oder drei Tagen wieder zehn Kilo zunehmen. Das ist unmöglich! Er muss dann wieder ein oder zwei Monate zu viel essen, um wieder sein altes Übergewicht zu bekommen. Der hat also keinen Jo-Jo- Effekt, sondern der isst wieder zu viel und verfällt in alte Gewohnheiten! Überlegen Sie also immer genau, warum Sie essen, wieder mehr essen wollen und ob Sie wirklich mehr Essen benötigen. Und denken Sie an ihr Hobby oder an Sex oder was auch immer...

Wenn Sie eine Hungerattacke überfällt, die eigentlich eine Schlemmerattacke ist und kein wirklicher Hunger, weil Sie sich möglicherweise immer noch mit etwas beschäftigen, dass Sie zum Essen verleitet,

dann sind Sie noch nicht bei sich angekommen, dann haben Sie noch kein Gefühl für ihre wirklichen Gefühle, für das, was SIE wollen, auch das was Sie essen wollen, ihr Körper ist Ihnen noch fremd.

Ich hatte das Bedürfnis mit der Zeit mehr Obst, mehr Salate oder nur mal Reis mit Gemüse zu essen. Wurst hat für mich die große Bedeutung, die sie früher hatte, verloren (ich esse aber immer noch Wurst).

Denken Sie also daran was SIE wollen, nicht Ihr Körper, der Sie schon mal belügt, lassen Sie sich nicht von der Werbung oder Freunde verführen. Sie sind Sie! Ein Individuum. Etwas Besonderes. Machen Sie ihr eigenes DING! Machen Sie sich nicht abhängig von anderen.

Damit zusammen hängt, dass Sie oft vergessen haben, dass es noch andere Dinge gibt als das Essen, weil Sie sich von der Werbung, auch Freunden, von ihrem Körper haben leiten lassen. Damit sind andere Möglichkeiten, verdrängt worden, die Freude, Spaß, Befriedigung geben – und nicht nur das Essen! Das viele Essen hat ihnen dieses andere Glück schon seit Jahren vermasselt.

Ihr wirkliches Glück liegt wahrscheinlich begraben unter ihren fetten Fettzellen!

Ein anderer Fall ist der Feiertags-Schlemmer-Fall, den ich noch erzählen möchte. Wer zum Beispiel zu Weihnachten oder Ostern an zwei oder drei Tagen richtig schlemmt und sich dann auf die Waage stellt, wird vielleicht drei Kilo mehr wiegen; er wird diese drei Kilo, wenn er wieder normal isst, in den nächsten Tag wieder verloren haben. Das, was man sich an zwei oder drei

Tagen auf die Rippen gegessen hat, das verschwindet, wenn man danach wieder normal isst. Nach zwei oder drei Tagen werden Sie sehen, sind die zwei oder drei Kilo wieder weg. Besondere sportliche Aktivitäten sind dazu überhaupt nicht nötig!! Denn der Körper kann nicht durch ein Feiertags-Schlemmen zwei oder drei Kilo substanziell zunehmen; da müsste man schon richtig fressen, dass einem schlecht wird, und selbst das wird kaum funktionieren, wenn man dann wieder normal isst.

Erinnern Sie sich: Gewicht ansetzen, das dauert, das geht nicht in wenigen Tagen. Ihr Körper will immer wieder zu seinem ursprüngliche Gewicht, das Gewicht, das er seit Jahren hat; und durch ein Weihnachts- oder Ostern-Essen wiegt er jetzt 83 Kilo oder 73, dann will er

wieder seine 80 oder 70 Kilo haben, und die bekommt er auch in ein paar Tagen, vorausgesetzt, man isst wieder normal, so wie es der Körper gewohnt ist!

Der Körper ist keine Maschine, der aufgrund geradliniger mathematischer Prozesse funktioniert, das heißt, dass man etwas programmieren kann und es verringert sich stetig Tag für Tag um einen bestimmten Betrag. Wir Menschen sind Lebewesen, die eben keine Maschinen sind - zum Glück!!! - und daher gibt es bei uns eher ein Auf und Ab, kein stetig-gleicher Abwärts-Prozess, was ja auch langweilig wäre. Das spannende an den Menschen ist ja, dass wir nicht jeden Tag ganz gleich sind. Oft sind wir zu sehr gewohnt, die berechnenden Methoden der Wirtschaft zu übernehmen, wo alles schön ausgerechnet ist. Wir Menschen sind aber keine Maschinen, sondern Menschen, wo es Aufs und Abs gibt, auch beim Abnehmen.

Stellen Sie sich vor, jeder Tag wäre tupfengleich wie der vorherige. Das ist das „Leben" der Maschinen. Das wollen Sie doch nicht! Aber mit dem vielen Essen droht genau diese Gefahr, dass Sie wie eine Maschine stetig essen, obwohl Sie es gar nicht brauchen und sich damit meist auch unglücklich machen. Da Sie eben keine Maschine sind, werden Sie beim Abnehmen auch eine Zickzack-Linie haben, wie schon oben bemerkt. Es wird rauf und runter gehen mit ihrem Gewicht. Mal weniger wiegen, dann wieder mehr, dann wieder weniger. Das ist im Übrigen auch bei Normalgewichtigen die Regel. Auch sie wiegen mal mehr, mal weniger. Wichtig ist nur bei den Normalgewichtigen, dass Sie sich um ein Gewicht einpendeln, also mal 80,5 Kilo wiegen, dann wieder 81, dann wieder 79,7, aber eben immer um die 80 oder 81 Kilo. Für sie als jemand, der sich im Abnehmeprozess befindet, gilt:

<u>Die gesamte Abnehme-Zickzack-Linie muss langsam nach unten zeigen. Dann verlieren Sie Gewicht und werden schlanker!</u>

Wenn Sie so im Abnehme-Prozess sind, dann gibt es immer wieder Situationen, wo Sie aufhören möchten, weil der seelische Druck größer wird, weil immer noch etwas in Ihnen steckt, das Sie in irgendeiner Weise plagt, das Sie - wie schon mehrfach betont - herausfinden müssen, was es ist. Versuchen Sie aber dann zumindest, das Gewicht zu halten, das Sie schon erreicht haben und denken Sie daran, weiter abzunehmen. Stellen Sie sich immer wieder regelmäßig auf die Waage oder benutzen das Maßband für ihren Bauch.

Wenn Sie Hunger haben, trinken Sie. Auch das hilft, ihren Körper ins Lot zu bringen, damit er nicht zu viel isst. Trinken kann den „gelogenen Hunger" entlarven. Aber keine Limos, sondern Wasser, vielleicht gemischt mit sehr wenig Saft.

Sie müssen ihr Gewicht akzeptieren, und erst indem Sie es akzeptieren, akzeptieren Sie auch sich selbst und können auch etwas dagegen tun und schaffen Bewusstsein für Ihr Selbst, für Ihre Persönlichkeit, für das, was Sie sind. - Ich habe mal ca. 10 Tage versäumt, mich auf die Waage zu stellen und schwupp: Sie können sich denken, was passiert ist!!. Es ist aber nicht schlimm, wenn Sie nicht abgenommen haben. Sie können auch mal eine Pause machen mit dem Abnehmen. Aber versuchen Sie das Erreichte nicht zu verspielen.

Wenn Sie Ihr Gewicht ignorieren, dann passiert gar nichts. Es bleibt ja auch weiterhin da, es verschwindet ja nicht, wenn Sie sich nicht auf die Waage stellen. Oder glauben Sie das etwa? Und selbst wenn Sie vier Wochen lang nicht ein Gramm abnehmen. Stellen Sie sich immer wieder mal auf die Waage in Abständen von zwei, drei

Tagen oder benutzen Sie ihr Maßband, damit Sie das Bewusstsein nicht verlieren, abzunehmen. – Ich habe im Übrigen nach einer Abnehmephase von acht Wochen vier Kilo verloren, dann ging es wieder rauf und runter und erst nach einem halben Jahr konnte ich in die nächste Phase einsteigen, was auch damit zu tun hatte, dass ich mich einfach zu dick fand. Sie sehen also, auch bei mir ging das Abnehmen sehr langsam, was aber nicht heißt, dass das bei Ihnen genauso ist. Bedenken Sie: Sie sind ein Individuum. Was bei anderen klappt kann bei Ihnen nicht sofort klappen, was bei anderen nicht klappt, klappt vielleicht bei Ihnen!

Und sind Sie nicht frustriert, wenn Sie vorerst nicht weiter abnehmen. Denken Sie daran, dass Sie ja schon zwei oder drei Kilo oder mehr abgenommen haben. Das ist doch schon ein Erfolg! Und wenn Sie das geschafft haben, dann schaffen Sie auch weitere zwei oder drei Kilo! Es dauert bei ihnen vielleicht nur länger, bis Sie eine Bikini- oder Badehosen-Figur haben. Sie können sich auch wieder mal satt essen - fressen Sie aber nicht! Aber bitte versuchen Sie auf jeden Fall, das schon erreichte Gewicht zu halten, sonst geraten Sie in die Tretmühle, dass Sie wieder in den **Jetzt-esse-ich–wieder-zu-viel-Trott"** kommen: den **JoJo-Effekt**. Das wollen Sie nicht. Wenn Sie aber langsam abnehmen und versuchen, sich bewusst zu werden über sich selbst, zwischendurch sich wieder mal satt essen, dann haben Sie die Chance, sich bewusster zu verhalten, weil Sie eben Ihrem Körper nicht alles durchlassen. Denn wir müssen in unserem

Leben diszipliniert leben, und das sollte auch unser Körper lernen.

Wenn Sie einen Partner haben und Sie haben wieder mal unbändigen Hunger, dann gehen Sie mit ihm Schwimmen, machen Sie was Schönes, auch Sex, alles, nur nicht essen. Denken Sie an ihr Hobby oder daran, was Ihnen Spaß macht, und tun Sie es. Wenn Sie Single sind, lassen Sie sich etwas einfallen, auch da gibt es Möglichkeiten. Vielleicht auch ein Bierchen oder ein Glas Wein, in die Kneipe gehen, ist auch möglich.

<u>Aber verspielen Sie nicht das schon Erreichte!!!</u>

Und wenn Sie wie oben beschrieben, abnehmen, dann werden Sie, glaube ich, es auch nicht verspielen. Nur wird die Gewichtsabnahme länger dauern als bei einem Crashkurs, nach dem wieder der „Jo-jo-Effekt" kommt, der ja keiner ist.

<u>Vergessen Sie nicht: Das Gewicht ist ihr Körper und ihr Körper, das sind SIE!</u>

Sie werden sehen, dass Sie das Erreichte nämlich halten können, und das ist dann der Ausgangspunkt für die nächste Abnehme-Phase. Sie können das schaffen. Und es tut gut, Erfolg gehabt zu haben. Und wenn Ihnen ihr Übergewicht wirklich Probleme bereitet hat, dann werden Sie sehen, dass Sie sich mit weniger Gewicht auch wohler fühlen, dass Sie mit normalen Essen auch ihren Körper wieder besser spüren, er Ihnen wieder auch mehr Freude bereitet, einfach weil Sie sich wohler fühlen.

<u>Ihr Körper wird Ihnen vertrauter, er ist nicht mehr nur ein Container für zu viele Kalorien, sondern ein wirklicher Teil von Ihnen.</u>

Abnehmen heißt, denken Sie immer wieder daran, dass Sie ihr eigenes Ding machen! Lassen Sie sich nicht von anderen einfach mal so beeinflussen! Horchen Sie in sich und

fragen Sie, was SIE wollen! Orientieren Sie sich nicht daran, was irgendein Promi oder sonstwer will!!

Nur weil man manchmal sich wünscht, so zu sein wie andere, ein Promi und das nicht schafft, wird man auch dicker, weil man aus lauter Frust zu viel isst. Also: Versuchen Sie, Sie selbst zu sein. Denn Sie können sowieso keine andere oder kein anderer werden, sonst kommt die nächste Enttäuschung und die nächste Gefahr, nämlich die Kühlschranktür. Denn jeder hat nur seine Möglichkeiten. Nicht jeder kann Madonna sein oder der amerikanische Präsident oder George Clooney oder Arnold Schwarzenegger oder Heidi Klum.

Aber auch das eigene Leben ist ein wertvolles Leben, selbst wenn man nicht weltberühmt ist oder reich oder nicht so aussieht wie Gisele Bündchen oder Arnold Schwarzenegger.

Lassen Sie sich auch nicht von Werbung zu sehr beeinflussen. Fragen Sie immer, ob Sie das auch wirklich brauchen, was da im Fernsehen kommt oder in einer Zeitung steht, insbesondere wenn es ums Essen geht. Die Menschen, die werben, wollen Geschäfte machen, Geld verdienen, Gewinne machen, durchaus auf ihre Kosten bzw. auf Kosten von noch mehr Übergewicht. Ob es ihnen dabei besser oder schlechter geht, ist denen scheißegal. Die wollen ihr Geld, manchmal ihren Willen, vielleicht sogar ihre Seele.

Sie müssen der Werbung sagen, was Sie wollen und nicht umgekehrt. Und wenn etwas ein Hype ist, prüfen Sie, ob es auch ein Hype für Sie ist.

Wenn nicht, dann lassen Sie doch die Finger davon. Ihre Freunde werden das akzeptieren, wenn es wirkliche Freunde sind!

Also noch mal:

Besinnen Sie sich auf das, was Sie wirklich wollen und was sie bisher gehindert hat, das auch zu tun!

Bleiben Sie aber realistisch. Wie gesagt, nicht jeder kann Bill Gates oder Madonna werden. Sie müssen erfahren, was Ihre wirklichen Bedürfnisse sind. Und bleiben Sie auf dem Teppich und kümmern Sie sich nicht um andere.

<u>Wer von Ihnen erwartet, dass Sie ganz bestimmte Dinge tun, weil Sie „in" sind, dann leben Sie ein anderes Leben, und die, die das von Ihnen verlangen, sind nicht Ihre wirklichen Freunde.</u>

Machen Sie zum Beispiel den Urlaub, den Sie wollen und nicht den, den andere als den letzten Schrei vorschlagen. Dort werden Sie auch nicht die Menschen finden, die Sie kennenlernen möchten oder lieben.

Sie werden sehen, dass Abnehmen etwas mit ihrem ganz persönlichen Leben zu tun hat und damit das Essen natürlich auch, weil es zum Leben gehört wie das Atmen.

Und bevor Sie nicht Ihre persönlichen Knackpunkte, Brüche, Verletzungen, Rückschläge, Ärgernisse als tatsächlich und zu ihrem Leben gehörend, akzeptiert haben, werden Sie auch mit dem Abnehmen keinen Erfolg haben. Aber im Abnehmen werden Sie ihre Probleme, die meist nur eine Anzahl von Problemchen sind, erkennen und mit ihnen umgehen lernen; und dann wird das Abnehmen auf lange oder auch kürzere Sicht funktioniere. Sie werden Bewusstsein über ihren Körper erlangen, es wird ein Dialog mit ihrem Körper sein, kein einseitiges Geschäft, das ihr Bauch bestimmt. Sie werden nach und nach spüren, wann sie Hunger haben und dann mäßig essen und sich daran erfreuen.

Glauben Sie mir, das Gefühl ist gut.

Wenn Sie es nicht alleine schaffen, ihr Ding zu machen und Sie immer und immer wieder erfolglos sind, dann sollten Sie vielleicht wirklich professionelle Hilfe suchen oder vielleicht auch danach sehen, ob in ihrer Umgebung ein Problem steckt, das Sie nicht ohne Hilfe bewältigen können - das sind meines Erachtens aber die wenigsten. Aber denken Sie daran - so war es auch bei mir -, dass das dauern kann. Ich habe länger als ein Jahr gebraucht, nachdem ich schon abgenommen habe, um endlich sukzessive abzunehmen über einen längeren Zeitraum.

Das sind meine Erfahrungen, eigene und auch Beobachtungen, die ich bei anderen gemacht habe.

Den richtigen Weg für sich, den müssen allerdings Sie finden, weil Abnehmen ein Lernprozess ist, vielleicht sogar ein Selbstfindungs-Prozess;

und das geht nur, indem sie sich mit sich selbst, mit ihrem Körper, ihren Gefühlen, ihr Befinden, besonders ihren Hungergefühlen und deren Grund beschäftigen, sich immer fragen, ob sie jetzt wirklich Hunger haben und essen müssen. Und das kann dauern, bis man das Gefühl für sich und seinen Körper gefunden hat, für das, was einem wichtig ist, was man wirklich will. So lernen Sie auch, dass vieles Essen nicht mehr das ist, was einen wirklich ausschließlich glücklich macht, was wahrscheinlich bei Ihnen auch nie der Fall war, weil

Essen z. B. Ersatz für etwas Verlorenes, etwas Unangenehmes, Ärgerliches etc. war.

Mit der Zeit entsteht die Freude auf ein gutes Essen, das man in gemütlicher Atmosphäre langsam genießt und spürt, wie es die Speiseröhre hinuntergleitet und im Magen ein wohliges Gefühl erzeugt, ganz langsam und bewusst. Dann brauchen Sie auch den Teller nicht leer zu essen. Wenn Sie in einem Restaurant sind, lassen Sie sich den Rest einpacken und nehmen sie ihn mit nach Hause und machen sich nächsten Tag ein schönes Potpourri daraus mit noch etwas anderem.

Noch ein Rat zum Schluss, der mir sehr geholfen hat.

Führen Sie konsequent ein Essens-Tagebuch, in das Sie alles, wirklich alles, was Sie essen, reinschreiben. Auch den Zwischendurch-Apfel oder den Zwischendurch-Schokoriegel.

Sie werden erstaunt sein, was man so alles isst, während des Tages. Und Sie bekommen auf diese Weise eine bessere Kontrolle über das, was Sie essen, vielleicht auch darüber, was Ihnen nicht gut tut. So habe ich durch das Tagebuch erfahren, dass mich zu viel Brot dick macht und mir auch nicht bekommt.

Sie sehen, das weniger essen ist ein Lernprozess.

Eine Check-List zum Schluss:

1. Fühlen Sie sich mit ihrem Übergewicht tatsächlich rundum wohl?

2. Dann bleiben Sie dick!

3. Finden Sie Ihr Übergewicht beschwerlich und hinderlich

4. Dann nehmen Sie ab!

5. Insbesondere wenn es gesundheitliche Gründe gibt

6. Schauen Sie Ihren eigenen Lebensweg an, ihre Erlebnisse, Glücksfälle, Rückschläge, Partnerschaften, Freunde, Beruf, Freizeit etc. Dort stecken die Gründe für Ihr Übergewicht, weil sie nach anderen als ihren eigenen Grundsätzen lebten, auch was das Essen anbelangt

7. Denken Sie daran: die Vergangenheit können Sie nicht ändern, aber die Zukunft

8. Suchen Sie sich ein Hobby oder eine Tätigkeit, die Ihnen wirklich Spaß und Freude bereitet, aber nicht als Essenszusatz, sondern als Essens-Bremse

9. Stellen Sie sich jeden zweiten oder dritten Tag auf die Waage oder messen Sie ihren Bauchumfang!!!

10. Beginnen Sie mit dem Abnehme-Prozess

11. Denken Sie daran, dass Abnehmen unangenehm ist und manchmal weh tut

12. Im Abnehme-Prozess werden Sie sich besser kennenlernen, weil sie sich fragen müssen: Warum esse ich eigentlich so viel?

13. Sie werden nach und nach über Ihren Körper „herrschen" und Ihr Körper nicht mehr über Sie

14. Nach den ersten Kilos, die sie abgenommen haben, können Sie wirklichen Hunger bekommen

15. Essen Sie sich dann satt, aber fressen Sie nicht!

16. Führen Sie am besten ein Essens-Tagebuch, wo sie ihre Haupt- und Nebenmahlzeiten genau notieren, jeden Stückchen Schokolade, allen Alkohol, selbst jeden Apfel. Dieses Tagebuch diszipliniert Sie und Sie sehen, was Sie wirklich alles essen!

17. Besorgen Sie sich eine Kalorien-Tabelle aus dem Internet oder einer Buchhandlung; achten Sie darauf, wie viel Kalorien sie mit welchen Lebensmitteln und Getränken zu sich nehmen. Wenn Sie rasch abnehmen wollen, dürfen Sie nicht mehr als 1000 Kilokalorien pro Tag essen, oder Sie müssen sehr viel Sport machen.

18. Denken Sie daran, wieder abzunehmen nach Ihrem Schlemmertag

19. Wenn Sie schon drei Kilo oder mehr Kilos abgenommen haben, halten Sie das Gewicht

20. Verspielen Sie nicht das Erreichte

21. Halten Sie Ihr Gewicht, wenn Sie es im Moment nicht schaffen, weiter abzunehmen, bevor Sie wieder in einen nächsten Abnehme-Prozess einsteigen

22. Es hat keinen Sinn, sich zu zwingen, wenn Sie einmal nicht weiter abnehmen können. Dann besteht die Gefahr wieder zu Fressen. Also sind Sie mit dem Erreichten vorerst zufrieden!

23. Stellen Sie sich dennoch immer wieder auf die Waage; nur so halten sie die Frage offen, warum sie zu viel essen; Sie lernen sich besser kennen, disziplinieren sich,

akzeptieren ihr Gewicht und behalten das Bewusstsein,

weiter abzunehmen

24. Es wird der Tag kommen, wo Sie wieder die Kraft haben,

weiter abzunehmen

25. Überlegen Sie, warum Sie gerade JETZT essen wollen

26. Sind Sie zufrieden, auch wenn Sie mal nur zwei Kilo in

zwei Monaten abgenommen haben

27. Denken Sie immer daran, was SIE wollen. Leben Sie nicht

das Leben anderer!

28. Sonst haben Sie wieder Frust und Sie essen zu viel

29. Vergessen Sie nicht das Maßband oder/und die Waage

30. Damit setzen Sie sich mit Ihrem Gewicht, Ihrem Körper,

mit Ihrer Einstellung auseinander, mit der Frage: Warum

macht mein Körper mit mir, was er will?

31. Denken Sie daran, dass Ihr Körper immer wieder das alte

    - zu hohe - Gewicht erreichen will

32. Ihre Fettzellen wollen fett bleiben. Gewöhnen Sie ihnen

    das ab, langsam – oder auch schneller, wenn Sie es

    schaffen.

33. Denken Sie daran, dass Ihr Körper Sie betrügen will, sie

    anlügt und behauptet, dass er mehr essen will als er

    tatsächlich braucht

34. Das klappt aber nur, wenn Sie regelmäßig ihr Gewicht

    kontrollieren!

35. Denken Sie darüber nach, was Sie gegessen haben und

    welches Essen – oder was Sie getrunken haben (Alkohol

    hat viele Kalorien!) – ihr Gewicht negativ beeinflusst

    haben könnte oder zu Unwohlsein beigetragen hat

    (Essensliste!)

36. Dadurch lernen Sie auch etwas über Ernährung, was gut ist für Sie, was dick und was nicht dick macht. So beobachten Sie sich genauer, lernen sich besser kennen

37. Schauen Sie sich die Kalorienanzahl auf den Verpackungen im Discounter oder Supermarkt an. Nur wenn Sie als Normalarbeitnehmer weniger als 2000 Kilokalorien zu sich nehmen, nehmen Sie ab. Körperlich arbeitenden Menschen brauchen mehr, Faulenzer weniger

38. Überlegen Sie auch, welches Essen Sie nur so gegessen haben, wozu Sie eigentlich gar keinen Hunger hatten oder was sie getrunken haben, ohne es wirklich zu wollen

39. Machen Sie sich aber nicht verrückt, wenn Sie festgestellt haben, dass Sie wieder etwas gegessen

haben, was Sie eigentlich nicht wollten, auch weil Sie gar keinen Hunger hatten

40. Das gehört zum normalen Abnehme-Prozess dazu, auch dieses negative Verhalten auszuhalten. Denn Ihr Körper gewöhnt sich eben erst langsam an sein neues Gewicht und daran, dass Sie plötzlich die „Herrschaft" über Ihn haben wollen

41. Bisher hat Ihr Körper ja über Sie „geherrscht"!

42. Stellen Sie auch fest, welches Essen oder auch Trinken Ihnen eigentlich nicht schmeckt, dass Sie aber – aus welchen Gründen auch immer – zu sich genommen haben

43. Sündigen Sie aber immer mal wieder, wenn Sie einfach mal Lust auf etwas „Ungesundes" haben, auch wenn Sie wieder kurzzeitig zunehmen

44. Diese Lust dürfen Sie nicht unterdrücken. Geben Sie Ihrem Körper auch mal das Zuckerbrot, nicht nur die Peitsche.

45. Lassen Sie aber die Zügel nicht schleifen. Irgendwann muss Ihr Körper auch wieder nach Ihrer Pfeife tanzen!!

46. Immer daran denken: das ERREICHTE nicht verspielen

47. Und immer auf die Waage stellen, um Ihr Bewusstsein aufrechtzuerhalten, abnehmen zu wollen!! Oder das Maßband nutzen

48. Die Waage und das Maßband sind ihr Spiegel, ihr Dialogpartner

49. Mit der Waage und dem Maßband sind Sie auch immer im Kontakt mit Ihrem Körper

50. Dann bekommen Sie auch ein freundschaftliches Verhältnis zu Ihrem dicken Körper, er akzeptiert Sie und Sie ihn

51. Sie beide werden mit der Zeit gemeinsam Gewicht verlieren wollen!!

52. Es wird Ihnen und Ihrem Körper nicht leicht fallen

53. Aber der Anfang ist getan nach den ersten Tagen oder Wochen

54. Sie werden sich im Abnehme-Prozess beide besser verstehen, was der eine vom anderen will

55. Mit der Zeit werden Sie den Weg gemeinsam gehen, um Gewicht zu verlieren

56. Es wird für Sie beide nicht leicht. Es kann Wochen dauern, selbst Monate, ein Jahr, zwei Jahre

57. Abnehmen tut weh, für Sie und ihren Körper, weil Sie beide lernen müssen, ein anderes Leben zu führen, befreit von unnötigem Ballast – am Ende gewinnen Sie und ihr Körper: Sie sehen besser aus, sind gesünder, fühlen sich wohler, sind aktiver und leben ihr Leben und nicht das von anderen!

58. Das wird Sie auch attraktiver machen, weil Sie selbstbewusster geworden sind. Glauben Sie mir!

59. Und lassen Sie sich nicht unterkriegen. Der Abnehme-Prozess dauert, wenn Sie zehn oder noch mehr Kilos abnehmen möchten.

60. **Sie sehen besser aus und fühlen sich wohler und sind gesünder. Es wird nicht immer einfach sein, aber es lohnt sich!**

61.Lesen Sie sich meine Ratschläge immer wieder mal durch, wenn Sie wieder eine Krise haben. Das kann helfen. Selbst ich habe meine eigenen Ratschläge hin und wieder gelesen, und es hat mir geholfen, um nicht wieder in den alten Trott zu verfallen.

----

www.ingramcontent.com/pod-product-compliance
Lightning Source LLC
Chambersburg PA
CBHW022342290526
45786CB00014B/2360